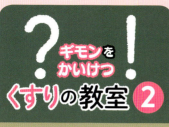

？ギモンを！かいけつ
くすりの教室 ②

くすりは どう使う？

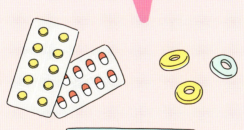

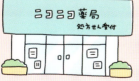

保育社
HOIKUSHA

目次
❷ くすりはどう使う？

PART 1　薬はどうやって手に入れる？ ……11
- よく考えて、適した場所で適した薬を選びましょう ……12
- 薬を探す前に…… 不調をどう治す？ ……14
- 薬はどこで手に入れる？ ……16
- 医療用(いりょうよう)医薬品とOTC(オーティーシー)医薬品のちがいは何？ ……18
- OTC(オーティーシー)医薬品には種類がさまざまある!? ……20
- どうやって自分に合う薬を選んだらいい？ ……22
- 家にある薬を使うとき、注意することはある？ ……24
- 病院や診療所(しんりょうじょ)に行く場合ってどんなとき？ ……26
- 「安静にする」って何をすればいい？ ……27
- COLUMN 「かかりつけ薬局」をもとう！ ……28

PART 2　内用剤(ないようざい)、どう使ったらいい？ ……29
- OTC(オーティーシー)医薬品を使うときはまず説明書を確認(かくにん)しましょう ……30
- どの成分が何に効く？ ……32
- 「使用上の注意」ってどんなこと？ ……34
- よく飲む薬の副作用にはどんなものがある？ ……36
- どうすれば副作用が出たとわかる？ ……38
- 飲む回数・時間が決められているのはなぜ？ ……40
- 食前・食後・食間などの指定は何のため？ ……42
- 量が決まっているのはなぜ？ ……44
- どうやって飲む？ ……46
- 水以外のもので飲むとどうなる？ ……48
- いろいろな症状(しょうじょう)があるから、複数の薬を飲んでもいい？ ……50
- 飲み忘れたときはどうしたらいい？ ……52
- 具合がよくなったら飲むのをやめてもいい？ ……54

この本を読む前に……　4
この巻では、薬の使い方について学ぶよ！　10
索引　76

薬はどうやって保管する？　55
薬はどうやって捨てる？〜内用剤〜　56
お薬手帳って何？　57
COLUMN 医療用医薬品の説明書ってある？　58

PART 3　外用剤、どう使ったらいい？　59

OTC医薬品の外用剤は説明書を確認しましょう　60
どう使う？ ぬり薬　62
どう使う？ はり薬　64
どう使う？ トローチ剤　66
どう使う？ 外用液剤　67
どう使う？ 目薬　68
どう使う？ 点鼻剤　69
どう使う？ 点耳剤　70
どう使う？ うがい薬　71
どう使う？ 吸入剤　72
薬はどうやって捨てる？〜外用剤〜　73
● キミもしているかも!? 鎮痛剤による「薬物乱用」　74

※この本の内容や情報は、制作時点（2017年11月）のものであり、今後変更が生じる可能性があります。

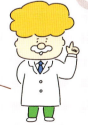

薬のことなら何でも知っている。薬剤師でもあるよ！ → 薬のハカセ

人の言葉を話すヘビのような、不思議な生き物。 → ハカセの助手

この本を読む前に……

自分の体調や健康について考えてみよう。

頭が痛い……

元気モリモリ！

髪の毛ツヤツヤ

食欲ない

今、体調はどんな具合？

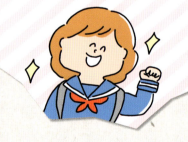

よく眠れた！

イライラする

太った……

特に何もしない

医師に診てもらう

横になって休む

せきが出た！
キミなら
どうする？

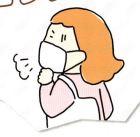

翌日の用事があるか
どうかで対応を変える

薬を飲む

何が正解、不正解
というわけではないよ。
キミなりの答えを考え
たら、次のページへ
GO！

医師に診てほしいけど
近くに医院がない……

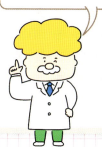

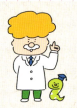

前のページのように、体のことや、体調が悪いときにどうしたらよいかを考えることは、「セルフケア」の1つだよ。

セルフケアとは

自分の体調をコントロールし、健康を保つために何をしたらよいか考え、実行すること。体調の悪いときにはどう治すのかを判断し、軽い不調は自分で治します。

最近、悪い菌やウイルスによる病気だけではなく、生活の乱れが原因となる病気が増えているよ。

病気のもととなる生活の乱れ

- 食事の栄養がかたよっている
- 1日3食食べていない
- 運動不足
- 睡眠不足

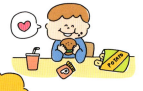
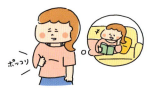

だから、セルフケアをすることは、とってもだいじなんだ。

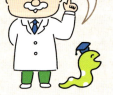

セルフケアって、こういうこと。

ふだんから体調のコントロールはばっちり！

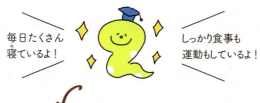

毎日たくさん寝ているよ！

しっかり食事も運動もしているよ！

でも、うまくできないと……

体調が悪くなる！　　**どう治すか自分で判断する！**

 あれ？　なんだかバランスが悪いな　＝　運動してバランス感覚をきたえよう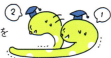

どこがおかしい？

 あれ？　なんだかしぼんじゃったな　＝　たくさん食べよう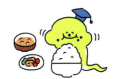

どうしたら治る？

 あれ？　しっぽがちぎれかけてる！　＝　薬をぬろう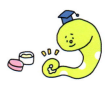

＼ほら、もとどおり／

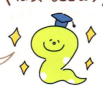

体も心も健康でいられるよう、セルフケアしていこう！

セルフケアの中でも、このように自分で薬を選んで使うことを、「セルフメディケーション」というよ。次のページでくわしく見てみよう。

⑦

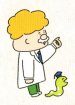

「セルフメディケーション」＝「全部自分でやる」ではない!?

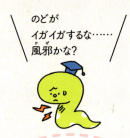

具合が悪いときに自分で薬を選んで使うのがセルフメディケーション。でも、薬はまちがった使い方をすると、治すどころか、もっと悪くすることもあるよ。

だから必ず、医師や薬剤師に相談！ どんな薬がよいか、またその薬の使い方など、アドバイスをもらおう。わからないことをそのままにしたり、自分の思いこみだけで選んだり、使ったりしてはいけないよ。

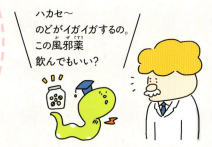

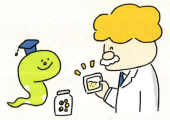

自分で薬を選んで使うといっても、ひとりですべてやるわけじゃない。医師や薬剤師に相談しながら判断して治すのが、セルフメディケーションなんだ。

どうやるの？　セルフメディケーション

ふだんからやっておくこと

1
自分の体のことをよく知り、日々の体調をチェックして、自分の健康状態を知る。

（体調チェックとは）
- ☐ 体重変化、気にしている？
- ☐ 自分の平熱、知っている？
- ☐ 便はちゃんと出ている？
- ☐ よく眠れている？

…など

2
健康や病気について、知識を身につける。

（知識とは）
- ☐ 体について知る
- ☐ 病気について知る
- ☐ 薬について知る

具合が悪くなったら

医師や薬剤師に相談してアドバイスをもらい、薬を選んで使う。

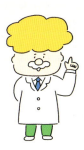

自分に合う薬を選んで正しく使うには、薬や体についての知識が欠かせないんだ。だから、この本で学んでいこう！

この巻では、薬の使い方について学ぶよ！

　1巻では、薬にさまざまな工夫があることを学びました。しかし、どんなに工夫されたすぐれた薬であっても、自分に合っていなければ効きませんし、使い方しだいでは体に悪い影響を与えることもあります。せっかく使った薬がきちんと効くようにするには、自分に合う薬を選び、正しく安全に使うことがとても重要です。この巻では、実際に薬を使うときに「？」となるようなことを1つ1つ「！」していきましょう。

日本くすり教育研究所
加藤哲太

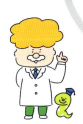

薬局に行く?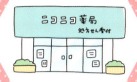

専門家に相談する?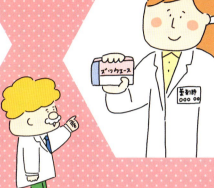

PART
1
薬はどうやって手に入れる?

医者に頼(たの)む?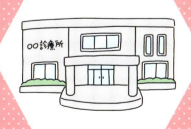

ネットで買う?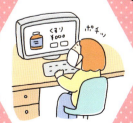

よく考えて、

適した場所で適

薬局、ドラッグストア、コンビニエンスストアなど、場所によって置いてある薬は異なります。それぞれの特徴(とくちょう)を知り、医師や薬剤師(やくざいし)に相談しながら、自分に合う薬を選びましょう。

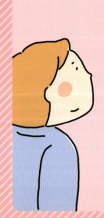
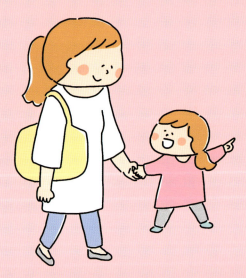

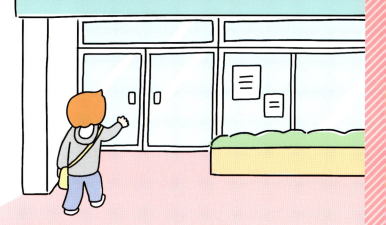

した薬を選びましょう

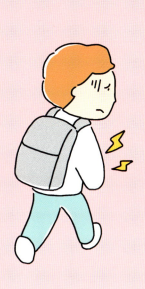
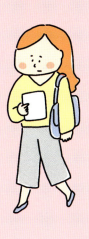
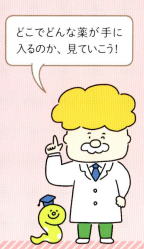

どこでどんな薬が手に入るのか、見ていこう！

1 薬はどうやって手に入れる?

薬を探す前に……
不調をどう治す?

具合が悪くなったときの治し方は、薬を使う以外にもあります。どう治すのか、また薬を使う場合はどうするのか、確認しましょう。

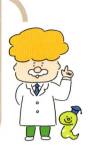

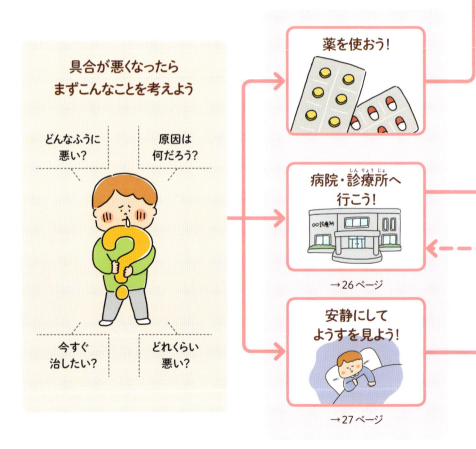

他に、生活習慣を見直せば治ることもあるよ。

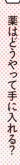

1 薬はどうやって手に入れる？

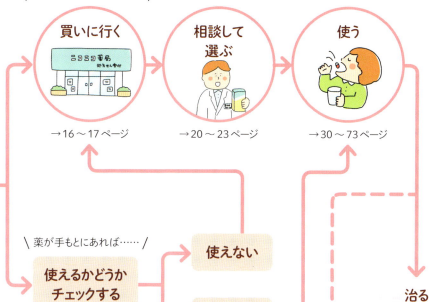

\ 薬が手もとになければ…… /

買いに行く → **相談して選ぶ** → **使う**

→16〜17ページ　　→20〜23ページ　　→30〜73ページ

\ 薬が手もとにあれば…… /

使えるかどうかチェックする → 使えない／使える

→24〜25ページ

診療を受け、処方せんをもらう → **薬局で薬を受けとる**

※処方せんについては16ページ

治らない場合は

治る

治らない場合は

治るまでの道は1つじゃないから、いちばんよい治し方を考えよう！

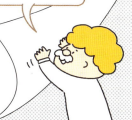

では、次のページから、薬を使う場合についてくわしく見ていくよ！

1 薬はどうやって手に入れる？

薬はどこで手に入れる？

薬は薬局やスーパーなど、さまざまなところで販売されています。薬を購入するときは、大人といっしょに出かけるようにしましょう。

薬は場所によって販売されているものがちがう

薬には、処方せんがないと購入できない「医療用医薬品」と、処方せんがなくても購入できる「OTC医薬品」があります。どちらの薬を取り扱っているかは、場所によって異なります。処方せんというのは、医師がその患者さんのために選んだ薬を記した書類のことです。

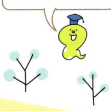
できれば薬局で買うのがおすすめだよ。薬局には薬について相談できる専門家が必ずいるんだ。

 医療用医薬品を取り扱っているところ
※「処方せん受付」と書かれた看板などが目印。

 OTC医薬品を取り扱っているところ

コンビニエンスストア
店舗によっては、薬を取り扱っていない場合もある。

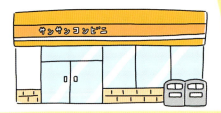

薬局*
医療用医薬品のみを取り扱っているところと、OTC医薬品と両方を取り扱っているところがある。

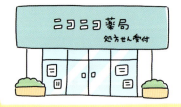

＊法律上、薬局とドラッグストアに明確な区別はありませんが、この本では店舗のある都道府県の知事の許可を受け、店舗名に「薬局」とつけることを認められたものを薬局としています。

1 薬はどうやって手に入れる？

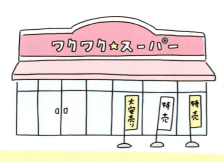

スーパーマーケット
店舗によっては、薬を取り扱っていない場合もある。

インターネットの通信販売
OTC医薬品を取り扱っている。

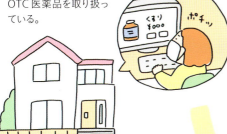

病院・診療所
医師が診療し、処方せんを患者さんに渡す。患者さんは、その処方せんを薬局などの「医療用医薬品」を取り扱っているところに持っていき、薬を受け取る。病院や診療所で薬が手に入るわけではないので、要注意。

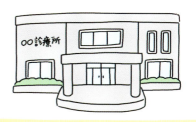

ドラッグストア
OTC医薬品を取り扱っているが、医療用医薬品を置いているところもある。

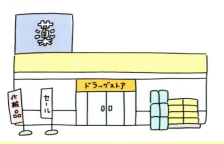

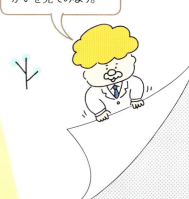

具体的に医療用医薬品とOTC医薬品のちがいを見てみよう。

医療用医薬品と
OTC医薬品のちがいは何？

医療用医薬品とOTC医薬品を購入できる場所が異なるのは、それぞれの薬の特徴と関係しています。どんな特徴があるのでしょうか。

効き目の強い
医療用医薬品

　医療用医薬品は効き目が強く、注意して使わないと、薬が本来とはちがう働きをして、症状が悪化したり、別の症状が出たりするなど、副作用（くわしくは34ページ）が起こる可能性が高い薬です。そのため、患者さんは医師の処方せんがないと購入できない決まりになっています。また、取り扱っているのは、その店舗がある都道府県の知事が許可した店に限られます。さらに、処方せんをもとに、薬をそろえ、計量して、まちがいのないように患者さんに渡す「調剤」という作業は、薬剤師（くわしくは20〜23ページ）にしかできません。

効き目のおだやかな
OTC医薬品

OTC医薬品は、医療用医薬品に比べると効き目がおだやかで、副作用の危険も低い薬です。医師の処方せんは必要なく、患者さんやその家族が、薬剤師や登録販売者（くわしくは20〜21ページ）に相談しながら、自分で選んで購入することができます。つまり、ちょっと具合が悪くなったときに、近くの薬局などで購入しているのはOTC医薬品ということです。

おもに軽いケガや病気の症状を治すときなどに使う薬で、薬局やドラッグストア、通信販売の他、一部の薬はコンビニエンスストアやスーパーマーケットなどでも販売されています。

1 薬はどうやって手に入れる？

> OTCは、over the counterの頭文字をとっているんだ。薬局などのカウンター越しに手渡される、という意味だよ。「大衆薬」「市販薬」とも呼ばれているよ。

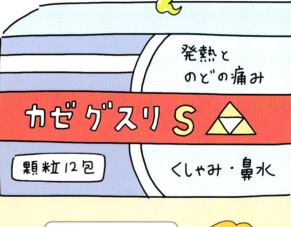

> OTC医薬品のほうが効き目がおだやかだから、いろいろなところで買えるんだね。では、実際にどんなふうに販売されているのか、のぞいてみよう。

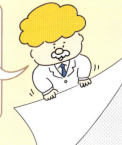

① 薬はどうやって手に入れる？

OTC医薬品には種類がさまざまある！？

OTC医薬品のパッケージには必ず「第○類医薬品」あるいは「要指導医薬品」と書かれています。これらは、その薬の種類を表しており、種類によって取り扱う人や売り場内の陳列場所が異なります。

薬局をのぞいてみよう！

要指導医薬品
- 副作用などの危険度 ★★★★
- 販売する人：薬剤師
  ※インターネットでの購入は不可
- 陳列場所：カウンターの奥の棚など、患者さんの手の届かない場所

薬剤師
国家試験に合格し、資格を取得した薬の専門家。医療用医薬品からOTC医薬品まで、すべての薬を取り扱うことができる。

第1類医薬品
- 副作用などの危険度 ★★★☆
- 販売する人：薬剤師
- 陳列場所：カウンターの奥の棚など、患者さんの手の届かない場所

① 薬はどうやって手に入れる？

効き目の強さと副作用などの危険度で分かれている

　ＯＴＣ医薬品は、効き目の強さや副作用などの危険度が高いほうから「要指導医薬品」「第1類医薬品」「第2類医薬品」「第3類医薬品」に分かれており、全種類の薬を取り扱う「薬剤師」と、第2・第3類医薬品のみを取り扱う「登録販売者」という専門家がいます。

　それぞれの種類が混ざらないように、陳列場所は別々になっています。要指導医薬品と第1類医薬品は使い方や特徴などの説明を受けないと買えないため、患者さんが自由に手にとれない場所に並べられています。

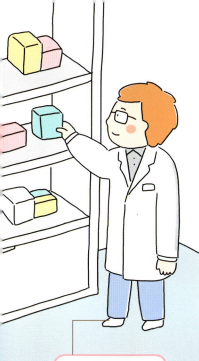

登録販売者
都道府県の試験に合格し、登録を受けた薬の専門家。第2・第3類医薬品のみ、取り扱うことができる。

第3類医薬品
・副作用などの危険度 ★☆☆
・販売する人：薬剤師、登録販売者
・陳列場所：第2類医薬品と別の棚など、区別しやすい場所

第3類医薬品

第2類医薬品
・副作用などの危険度 ★★☆
・販売する人：薬剤師、登録販売者
・陳列場所：第3類医薬品と別の棚など、区別しやすい場所

第2類医薬品

中でも特に副作用などの危険度の高いものは指定第2類医薬品といい、下の写真のように数字を囲んである。

第②類医薬品

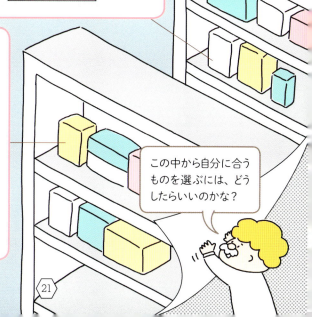

この中から自分に合うものを選ぶには、どうしたらいいのかな？

① 薬はどうやって手に入れる？

どうやって自分に合う薬を選んだらいい？

薬を選ぶときは、大人といっしょに買いに行っていても、専門家のアドバイスを受けることが大切です。

薬のことは薬剤師におまかせ！

薬剤師は、あらゆる薬を取り扱うことができる、薬のエキスパート。これまでのページで見てきたように、薬を準備したり販売したりするだけではなく、患者さんの質問や相談に応じるのも薬剤師の大切な仕事の1つです。薬を選ぶときは、積極的に薬剤師に相談しましょう。

> 薬局には、必ず薬剤師がいるように決められているよ。ドラッグストアやコンビニエンスストアなどには、いない可能性もある。だから、薬局で薬を買うのがいちばん安心なんだ。

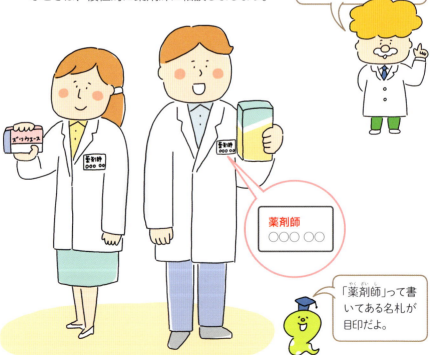

薬剤師
〇〇〇 〇〇

「薬剤師」って書いてある名札が目印だよ。

> ① 薬はどうやって手に入れる?

相談するときは、こんなことを伝えよう!

　薬剤師から的確なアドバイスをもらうには、症状や自分の体質などをくわしく伝えるのがポイントです。

薬を選んだら、使い方や保管方法も薬剤師に確認しよう!

1 薬を使うのはだれか
もし自分以外の人に薬を頼まれている場合は、そのことを伝える。

2 いつから、どこが、どんなふうに悪いか
「2日前から」「ときどき」「頭がズキズキする」「おなかがギューッと痛む」など、できるだけくわしく伝える。

3 アレルギーはあるか
食べ物や薬などのアレルギーがある人は、そのことを伝える*。

4 その他の要望
「持ち運びやすいもの」「粉薬は苦手」「できるだけ早く治したい」など、要望があれば伝える。

5 病院・診療所で診察を受けたか
診察を受けた場合は、どんな診断を受けたのか、またその後のようすなどを伝える。

6 他に使っている薬があるか
他の病院・診療所で処方された薬や、いつも使っている薬があるときは、そのことを伝える*。

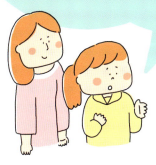
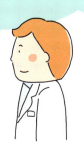
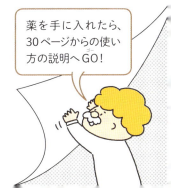

薬を手に入れたら、30ページからの使い方の説明へGO!

＊お薬手帳（くわしくは57ページ）に書いてある人は、それを見せて伝えましょう。

1 薬はどうやって手に入れる？

家にある薬を使うとき、注意することはある？

具合が急に悪くなったときなどは、家にある薬を使うこともあるでしょう。その場合に気をつけることを見てみましょう。

Check!

使用期限をチェック

薬には、その期間なら使っても安全、という「使用期限」があります。期限の切れた薬を使ってはいけません。また、使用期限にかかわらず、ふたを開けてから6か月以上たったものは使ってはいけません。

パッケージや説明書に書いてある。

ふたを開けた日づけをペンで書いておこう。

Check!

何の薬かチェック

どんな症状に効くのかを、パッケージや説明書で確認しましょう。自分の症状に合うかわからないときは、薬剤師に相談を。

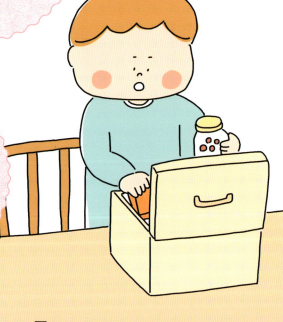

1 薬はどうやって手に入れる?

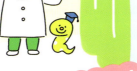

家にある薬を使うのは便利だけど、できれば使う前に薬剤師に相談しよう。

Check! 対象年齢をチェック

パッケージや説明書を確認しましょう。どんな薬も「何歳で」「どれだけ」使うかが決められています。自分の年齢が当てはまらない薬を使ってはいけません。

Check! 薬の状態をチェック

形や色が変わっていたり、薬が容器にくっついていたりする場合は、使用期限にかかわらず捨てましょう。錠剤・カプセル剤・粉薬などは、包装が破れていたら使わないようにしましょう。

NG! 他人からもらわない

薬は使う人に合ったものを選ぶものなので、他人に効く薬が自分にも同じように効くとは限らず、症状が悪化する可能性もあります。他人から薬はもらわない、もしもらっても使わないようにしましょう。

NG! 医療用医薬品は使わない

以前に使った医療用医薬品が残っていても、使ってはいけません。同じような症状に思えても、異なる病気の場合もあるからです。もし医療用医薬品が残っていたらすぐに捨てましょう。

1 薬はどうやって手に入れる？

病院や診療所に行く場合ってどんなとき？

14〜15ページのチャートで見たとおり、薬を使わず、病院や診療所に行ったほうがよい場合もあります。それはどんなときでしょう？

もちろん、病院や診療所に行くのはこの場合だけではないよ。

薬局で薬剤師に相談すると、診察を受けるように指導してくれることもあるんだ。

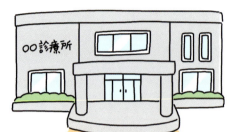

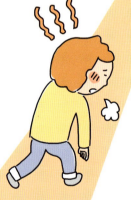

症状が重い

薬などでは効き目がないこともあるので、病院や診療所へ。

まずは近所の、なじみの診療所へ行きましょう。

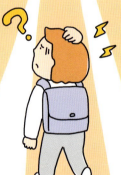

いつもとちがう痛みがある

よく起こる頭痛でも、痛みがいつもとちがったら病院や診療所へ。別の病気の可能性もあります。

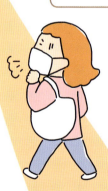

なかなか治らない

薬を飲んだり休んだりしても治らないときは、病院や診療所で診察を受けましょう。

「安静にする」って
何をすればいい？

薬を使ったり病院や診療所に行ったりした場合、あるいは、何もせずにようすを見る場合でも、「安静にする」ことはとても重要です。

> 1 薬はどうやって手に入れる？

余計な体力を
使わないように寝る

どんな症状でも、安静といったらまずは寝ることです。それにより、余計な体力や集中力を使わずに済み、体調を治すことに体が力を注ぐことができます。静かで落ち着く場所で、寝るようにしましょう。

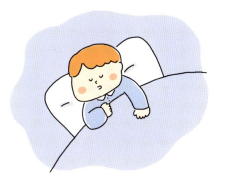

少しのどが痛いだけでも、安静にしないといけない？

のどの痛みも、寝たほうが早く治りますが、部屋で静かに過ごすのでもかまいません。安静のポイントは、とにかく余計な体力を使わず、体調を回復させること。軽い風邪であれば、部屋の温度や湿度に注意して、体を休めましょう。

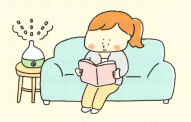

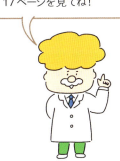

安静にすることは、自然治癒力を高める、ということなんだ。自然治癒力については、1巻の14〜17ページを見てね！

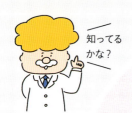
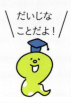

COLUMN
「かかりつけ薬局」をもとう!

「かかりつけ薬局」とは、いわゆる行きつけの薬局のことです。
いつも同じ薬局を使うことが、健康管理には欠かせません。

メリット1 より適切なアドバイスを受けられる

薬局では、処方せんを持ってきた人の体質やふだん使う薬、そのとき使った薬を記録しています。これを「薬剤服用歴（薬歴）」といい、次に同じ人が来たときに薬を選んだり、アドバイスをしたりする参考に使っています。そのため、いつも同じ薬局を使うと、自分のデータがどんどん蓄積され、より自分に合ったアドバイスを受けられるようになります。

メリット2 薬の飲み合わせの危険を防ぐことができる

例えば、同じ時期に複数の病院で受診し、それぞれで処方せんを出されたとき、別々の薬局で調剤してもらうと、飲み合わせの危険（くわしくは50～51ページ）がある薬同士でも気づくことができません。1つの薬局でそれぞれの処方せんを見せることで、薬剤師が飲み合わせの確認を行い、その人にとって安全な薬を調剤することができるのです。

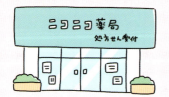

豆知識

かかりつけ薬局には、通学路や自宅の近くの行きやすいところにある薬局を選びましょう。自分のことを知っている「顔見知りの薬剤師」がいることで、薬や健康に関することで困ったとき、迷ったときにいつでも頼ることができ、健康管理しやすくなります。

ごはんのときに飲む？

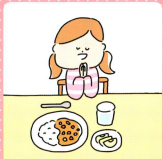

水で飲む？

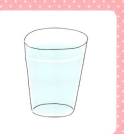

PART
2

内用剤、どう使ったらいい？

飲み忘れたら……？

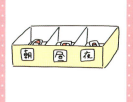

子どもは大人の半分？

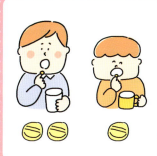

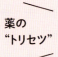

OTC医薬品を使うときは

薬の"トリセツ" まず説明書

OTC医薬品には、必ず説明書がついています。
薬がいちばんよく効くように注意すべきことが
書いてあるので、薬を使う前によく確認しましょう。

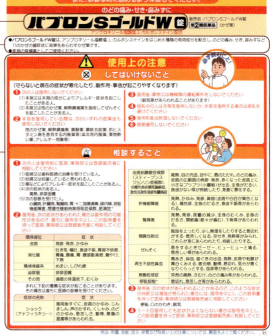

- 薬名
- 薬の大まかな特徴
- 副作用*や事故を防ぐための注意
  → 34〜39、50〜51ページ

*薬本来の働き以外の働きのこと。好ましくない作用であることが多い。

説明書は、薬の"トリセツ"だよ!「添付文書」とも呼ばれるよ。

出典:大正製薬株式会社 (文書は2017年7月現在のもの)

を確認しましょう

使い方
→40～49ページ

効き目
→32～33ページ

パッケージにも、簡単な情報が記されています。

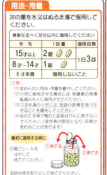

含まれている成分
→32～33ページ

保管方法
→55ページ

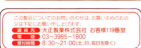

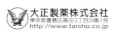

ポイントとなる項目をくわしく見ていこう！

問い合わせ先

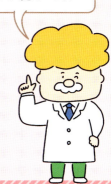

2 内用剤、どう使ったらいい？

どの成分が何に効く？

1つの薬には、「有効成分」といわれる、症状に効く成分と、薬をかためたり、色をつけたりする添加物が含まれています。

同じ「風邪薬」でも、成分によって効き目はさまざま

薬に入っている成分は、その薬が何の症状に効くかによってさまざまです*。例えば風邪は、熱やせき、鼻水、くしゃみなど、さまざまな症状が起こります。風邪薬は「総合感冒薬」とも呼ばれ、風邪のさまざまな症状に効くとされますが、同じ「風邪薬」でも、熱を下げることを重視した薬と、せきを止めることを重視した薬とでは、入っている成分は異なります。

＼トリセツ／ 説明書のココを見よう！

「効能」には厚生労働省に認められた効き目が、「成分」にはその薬に含まれているおもな成分が記載されています。使われている添加物も、ここに書かれています。

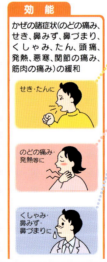

効能
かぜの諸症状（のどの痛み、せき、鼻みず、鼻づまり、くしゃみ、たん、頭痛、発熱、悪寒、関節の痛み、筋肉の痛み）の緩和

- せき・たんに
- のどの痛み・発熱等に
- くしゃみ・鼻みず・鼻づまりに

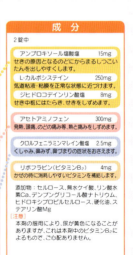

成分
2錠中
- アンブロキソール塩酸塩　15mg
  せきの原因となるのどにからまるしつこいたんを出しやすくします。
- L-カルボシステイン　250mg
  気道粘液・粘膜を正常な状態に近づけます。
- ジヒドロコデインリン酸塩　8mg
  せき中枢にはたらき、せきをしずめます。
- アセトアミノフェン　300mg
  発熱、頭痛、のどの痛み等、熱と痛みをしずめます。
- クロルフェニラミンマレイン酸塩　2.5mg
  くしゃみ、鼻みず、鼻づまりの症状をおさえます。
- リボフラビン（ビタミンB₂）　4mg
  かぜの時に消耗しやすいビタミンを補給します。

添加物：セルロース、無水ケイ酸、リン酸水素Ca、デンプングリコール酸ナトリウム、ヒドロキシプロピルセルロース、硬化油、ステアリン酸Mg

【注意】
本剤の服用により、尿が黄色になることがありますが、これは本剤中のビタミンB₂によるもので、ご心配ありません。

＊薬の成分について、くわしくは3巻で紹介しています。

2 内用剤、どう使ったらいい？

風邪薬 で見てみよう

1つの風邪薬には、こんなにいろいろな成分が入っているんだ！

脳に働き、せきを出す指令を止める
ジヒドロコデインリン酸塩

ビタミンB₂の補給
リボフラビン（ビタミンB₂）

くしゃみ、鼻水、鼻づまりをおさえる
クロルフェニラミンマレイン酸塩

たんを出しやすくする
アンブロキソール塩酸塩

熱とのどなどの痛みをおさえる
アセトアミノフェン

のどの粘液、粘膜を正常な状態に近づける
L-カルボシステイン

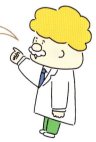

よく使われる成分と効き目を知っておけば、薬が自分の症状に合っているかどうかがわかるね。

2 内用剤、どう使ったらいい?

「使用上の注意」ってどんなこと?

薬には効き目がある一方で、体によくない影響をおよぼす危険もあります。薬を安全に使うためには、注意事項を守ることが重要です。

薬のよくない影響を防ぐ

すべての薬には、症状をおさえたり、病気を治したりする本来の働き「主作用」と、それ以外のよくない働き「副作用*」があります。副作用が起こる原因は3つ。①もともとの薬の性質、②使う人の体質・体調、③まちがった薬の使い方です。そのため、同じ薬を使っても、副作用が出る人と出ない人がいます。

また、薬を使う部位や、その人の体質・体調によっては、症状が悪化してしまうことがあります。

使用上の注意には、そのようなことを防ぐために、薬を使ってはいけない人や、薬を使ったときにしてはいけない行為などが書かれています。

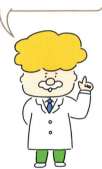

副作用には、眠気のように軽いものから、死に至るくらいの重いものまであるんだよ。

副作用の原因

- もともとの薬の性質
- 使う人の体質・体調
- まちがった薬の使い方

*よくない働きだけではなく、主作用以外に起こるすべての働きのことを副作用と呼ぶこともあります。

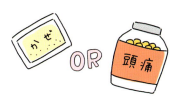
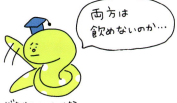

2 内用剤、どう使ったらいい？

説明書のココを見よう！

「してはいけないこと」には、もし守らないと、症状が悪化したり、重い副作用が出る可能性がとても高いことが書かれています。

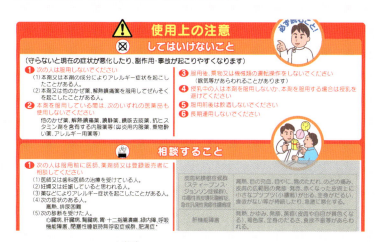

「相談すること」には、症状の悪化や重い副作用が起こりやすい人について書かれています*。自分が当てはまる場合は、使う前に必ず医師や薬剤師に相談しましょう。

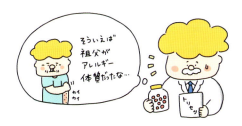
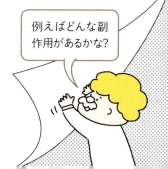

*その他、出る可能性のある副作用の症状についても書かれています（くわしくは38ページ）。

2 内用剤、どう使ったらいい？

よく飲む薬の副作用には どんなものがある？

よく使うような薬については、飲むとどんな副作用が起こるのか、あらかじめ知っておきましょう。

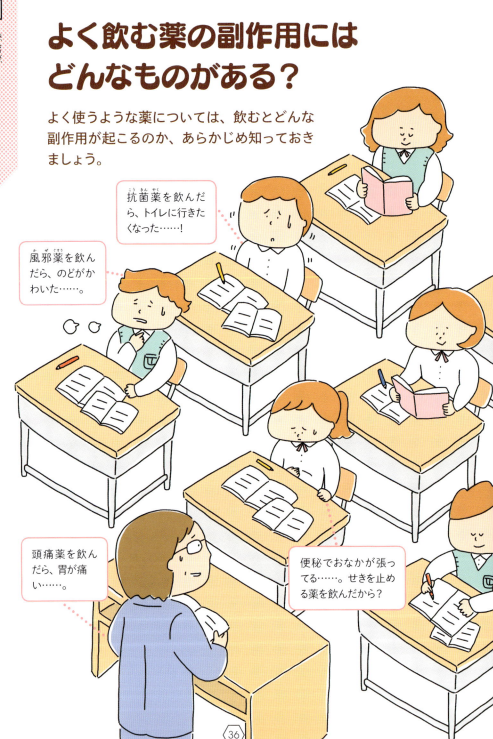

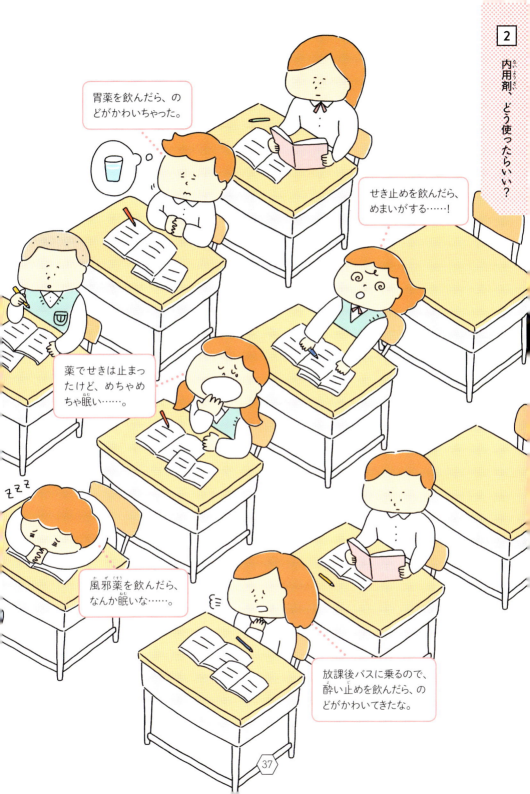

2 どうすれば副作用が出たとわかる?

内用剤、どう使ったらいい?

どんなに気をつけていても、副作用が出てしまうことはあります。副作用が出たことを見のがさないようにするには、どうすればいいでしょうか。

説明書であらかじめ確認!

その薬の副作用にどんな症状があるのかは、説明書に書いてあるので、使う前によく読んで、確認しておくことが大切です。そうすれば、副作用が起こったときにも、すぐに対応できます。副作用の症状が出たら、たとえ軽くても、すぐに医師や薬剤師に相談しましょう。

眠気やのどのかわき程度の副作用でも、相談してね!

説明書のココを見よう!

「使用上の注意」の中の「相談すること」に、その薬を使ったときに出る可能性のあるさまざまな症状も書かれています。これが、副作用の症状のことです。

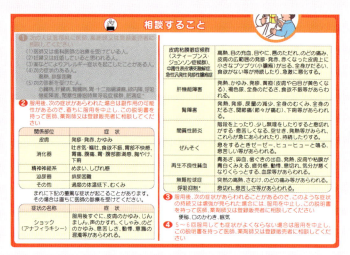

2 内用剤、どう使ったらいい？

副作用を知らないと、こんなことになる！

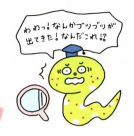
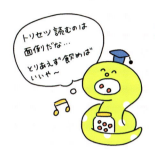
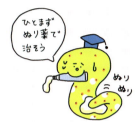
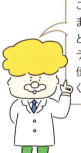

こんなふうに対処をまちがえると、どんどん悪化させてしまうよ。だから、薬を使う前に確認しておくことが重要なんだ。

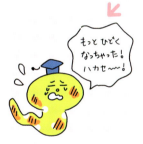

こんな人は副作用が出やすい

薬はつくる過程で効き目や安全性を厳しくチェックされますが、すべての人への効き目を確かめているわけではありません（くわしくは１巻57ページ 治験）。特に、乳幼児や妊婦、高齢者などに効くかどうかはチェックが難しいので、副作用が出る可能性が高いのです。そこで、説明書の「使用上の注意」には、薬を使う前に、医師や薬剤師に相談する必要がある人についても書かれています。

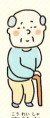
高齢者

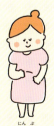
妊婦

薬を２種類以上使っている人

乳幼児

2 内用剤、どう使ったらいい？

飲む回数・時間が決められているのはなぜ？

説明書の「用法」とは、その薬の飲む回数や時間のことです。これを守らないと、せっかく飲んでもよく効きません。

血液中の薬の量と効き目が関係している

内用剤は血液にとけて全身に回ります（くわしくは1巻36ページ）。血液にとけている薬の割合を「血中濃度」といい、これがちょうどよい範囲のときに、薬は効き目を現します。飲む回数や時間の間隔は、血中濃度をちょうどよく保つために決められているのです。

血中濃度は高すぎると効き目が出すぎて副作用の危険が高くなり、低すぎると十分に効き目が出ません。

説明書のココを見よう！

「用法」のところに、1日に飲む回数や時間が書かれています。

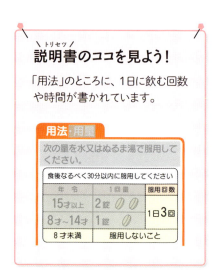

血中濃度＝血液にとけている薬の割合

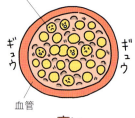

高い
効きすぎて危険！！

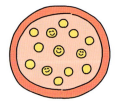

ちょうどよい
よく効く！

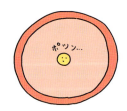

低い
効き目が弱い

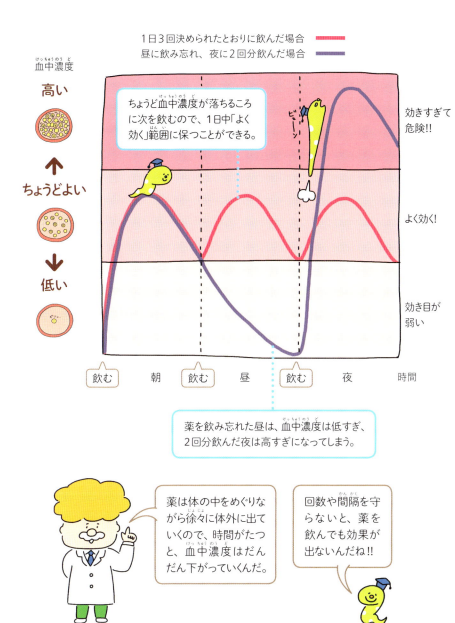

2 内用剤、どう使ったらいい?

食前・食後・食間などの指定は何のため?

説明書には、「食前」「食後」「食間」など、薬を飲むタイミングが書かれています。飲むタイミングを正しく理解しましょう。

胃の状態で薬の効き方が変わる!

内用剤は食べ物と同じように、胃を通り、小腸から吸収されて血液にとけるので、空腹で胃が空っぽか、食事をして食べ物が入っているかどうかで、体内への吸収のされ方が変わります。そこで、「食前」「食後」「食間」というように、飲むタイミングが決められているのです。

体内に入った内用剤の動きは、1巻36ページもチェック!

空腹で空っぽの胃
とかすものが他にないので、薬はすぐに小腸へ送られて吸収され、血液にとける。

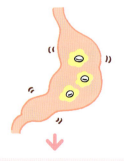

- 効き目が速く現れる。
- 薬によっては、胃の粘膜をあらすものがある。

食事をして食べ物が入った胃
ドロドロにするものがたくさんあり、薬はなかなか小腸に送られないため、血液にとけるまで時間がかかる。

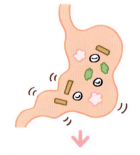

- 効き目はゆっくり、長く現れる。
- 食べ物が、薬の効き目を変えてしまうことがある。

「食前」「食後」「食間」っていつ？

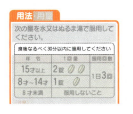

説明書のココを見よう！

「用法」のところに書かれています。

食前　食事の30分〜1時間前

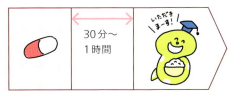

食後　食事のあと30分以内

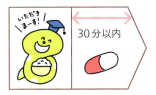

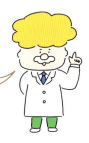

「食間」は「食事中」ではなく、「食事と食事の間」という意味だよ！

食間　食事の2〜3時間後

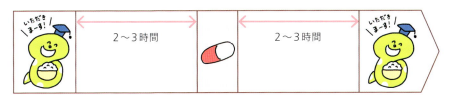

タイミングの指定がない「頓服薬」

薬によっては、継続して飲まずに、症状が出たときにだけ飲むものがあります。これは「頓服薬」といって、おもなものには頭痛薬があります。「食前」などのタイミングの指定はありませんが、飲む間隔を空けるのは他の薬と同じ。1回飲んでも治まらず、もう1回飲むときは、説明書でどのくらいの時間を空けるのか確認しましょう。

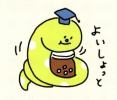

2 内用剤、どう使ったらいい？

量が決まっているのはなぜ？

どの薬も、1回で飲む量（用量）が年齢ごとに決められています。これには、血中濃度や、体の成長が関係しています。

多すぎても少なすぎても効き目は出ない

40～41ページで見たように、薬の効き目は、血中濃度と関係しています。薬を飲みすぎて血中濃度が高くなっても、少なく飲んで血中濃度が低くなっても、もともとの薬の効き目は出ません。そこで、薬がいちばんよく効くように、量が決められているのです。

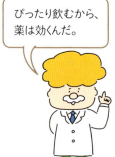

ぴったり飲むから、薬は効くんだ。

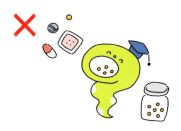

たくさん飲んでも、早く治ったり、薬がよく効いたりするわけではない。

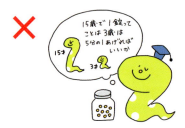

説明書に書いてある年齢に当てはまらない人は、その薬を使ってはいけない。勝手に量を決めて飲むのも、もちろんダメ。

年齢ごとに量がちがうワケは、次のページを見てね！

＼トリセツ／ 説明書のココを見よう！

「用量」のところに、年齢と量が書かれています。

用法・用量
次の量を水又はぬるま湯で服用してください。
食後なるべく30分以内に服用してください

年令	1回量	服用回数
15才以上	2錠	1日3回
8才～14才	1錠	
8才未満	服用しないこと	

内用剤、どう使ったらいい？

大人と子どもでは体の機能が異なる

薬は、体内に吸収されたあと、肝臓を通るときに一部が化学変化して、効き目を失います。その中で残った部分が、患部へ到達して効き目を現しています（くわしくは1巻36ページ）。

子どもの体は、まだ機能ができあがっていないため、肝臓で化学変化が十分に行われず、薬の大部分が患部へ届いてしまいます。そのため、多くの薬は、子どもが飲む量を大人よりも少なく指定しています。

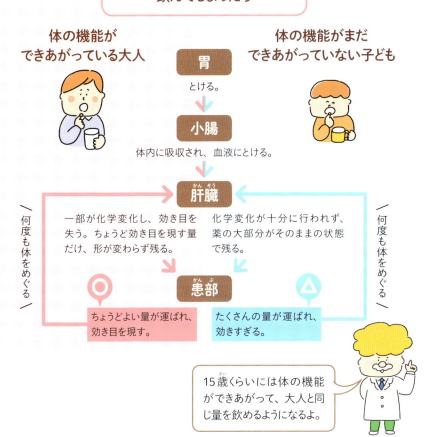

2 内用剤、どう使ったらいい?

どうやって飲む?

飲む回数、タイミング、量を確認してから、薬を飲みましょう。ただし、飲むときにも注意が必要です。

コップ1ぱいの水かぬるま湯で飲もう

薬の効き目は、コップ1ぱいの水で飲んだときに最も現れます。また水がないと、薬が胃にたどり着く前に食道などにくっつき、そこでとけ出して、食道があれてしまいます。

胃や腸の具合が悪いときには、胃腸の負担を減らすために、ぬるま湯で飲みましょう。

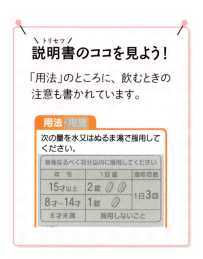

説明書のココを見よう!

「用法」のところに、飲むときの注意も書かれています。

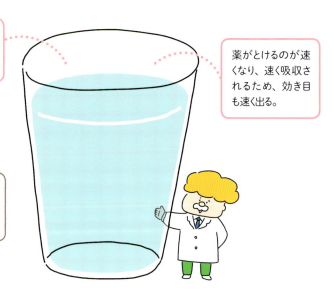

薬がのどや食道に引っかかって、食道があれるのを防ぐ。

薬がとけるのが速くなり、速く吸収されるため、効き目も速く出る。

特にカプセル剤はくっつきやすいから、要注意だよ!

2 内用剤、どう使ったらいい？

水なしで飲める薬もある

　チュアブル錠や口腔内崩壊錠は、水がなくても安全に飲める薬です。チュアブル錠は、なめてもかんでも、水で飲んでも水なしで飲んでもよい薬。口腔内崩壊錠は、口の中で、だ液でとける薬です。もちろん、水で飲んでも問題ありません。

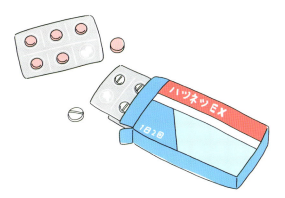

チュアブル錠や口腔内崩壊錠については、1巻41ページも見てね！

薬を飲みこむのが難しい人のためのお助けグッズ

高齢者や子どもなど、ものを飲みこむのが難しい人は、水でとけて体に害のないもので薬をまとめて飲みやすくすることができます。

オブラート

粉薬などを包むのに使う。薬の苦味を感じず、また、むせずに飲める。

服薬ゼリー

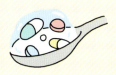

薬がまとまり、ツルッと飲みこめる。

ゼラチンでできた空のカプセル

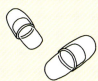

中に粉薬などを入れてカプセル剤のように飲める。

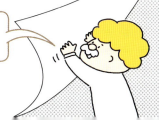

水以外の飲み物で飲むとどうなるんだろう？

2 水以外のもので飲むとどうなる？

内用剤、どう使ったらいい？

薬を飲む前後に口に入れたものも、胃の中で薬と混ざるので、水以外の食べ物や飲み物が薬とどう関係するのか、知っておきましょう。

もともとの効き目が出なくなる

薬の中には、食べ物や飲み物と混ざると化学変化を起こし、副作用が出たり、効き目が強くなったり弱くなったりするものがあります。また、水以外のものによって、体内への吸収がさまたげられて効き目が出なかったり、速く吸収されすぎて効き目が強くなり、副作用が出たりすることもあります。

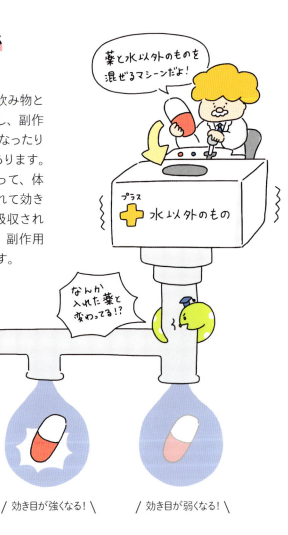

化学変化して別のものになる！ / 効き目が強くなる！ / 効き目が弱くなる！

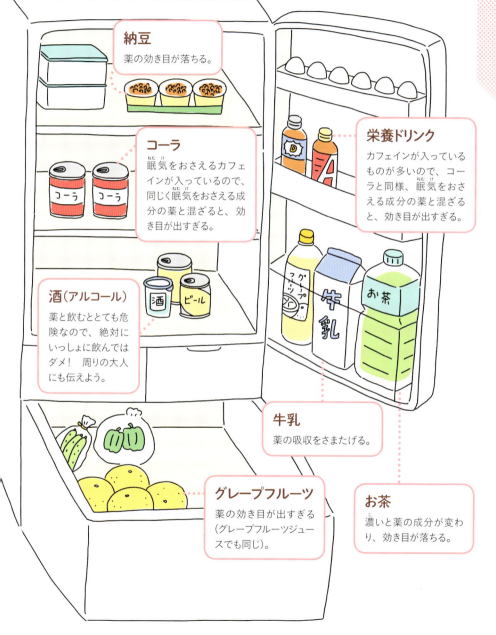

2 いろいろな症状があるから、複数の薬を飲んでもいい？

内用剤、どう使ったらいい？

体のあちこちの具合が同時に悪くなることは、よく起こります。そんなときは、それぞれに効く薬を飲めばよいのでしょうか。

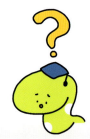

薬の「飲み合わせ」は危険！

2種類以上の薬をいっしょに飲むことを「飲み合わせ」といいます。薬がおたがいに影響し合って、もともとの効き目が強くなりすぎたり、弱くなりすぎたり、本来の効き目と異なる働きをしたりするので、とても危険です。

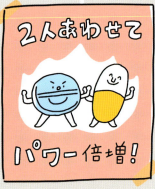

もともとの薬の効き目が出すぎる。

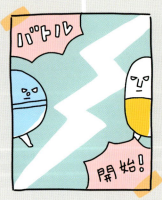

片方の薬がもう片方の薬の効き目をつぶしてしまう。

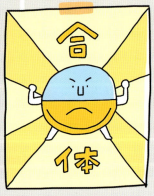

合わさって異なる働きをする。

説明書(トリセツ)のココを見よう！

「使用上の注意」の「してはいけないこと」に、いっしょに使うと危険な薬が書かれています。

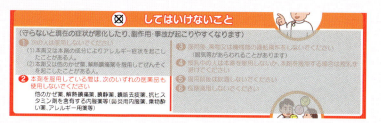

薬の飲み合わせの危険はこう防ぐ！

2種類以上の薬を飲むときは、次のようなことに気をつけましょう。

1 いつも飲んでいる薬を知っておく

ふだんから飲んでいる薬があれば、薬剤師に聞いたり、調べたりして、どんな薬との飲み合わせがよくないのかを知っておきましょう。

2 説明書(トリセツ)をチェックする

薬によっては、いっしょに飲んではいけない種類の薬が説明書に書かれています。別の種類の薬を飲む前に、必ず説明書を確認しましょう。

3 お薬手帳をつける
（くわしくは57ページ）

お薬手帳は、使った薬を記録しておくもの。記録をとっておけば、今使っている薬や、過去に使ったときの副作用などがわかり、新たに薬を使うときの参考になります。

4 医師や薬剤師に使用中の薬を知らせる

複数の病院で受診して、それぞれで薬を出されることがあります。そのときは別の病院で出された薬を、お薬手帳を使って医師や薬剤師に知らせましょう。ふだんから使っている薬があれば、それも伝えましょう。

2 内用剤、どう使ったらいい？

2 飲み忘れたときはどうしたらいい？

内用剤、どう使ったらいい？

「いそがしくて飲めなかった」「うっかり飲み忘れた！」そんなときは、まず落ち着いて。あわてて飲む前に、確認することがあります。

「どのくらいの間隔で」飲む薬かをチェック

飲み忘れたときは、基本はその1回分をぬかします。ただ、次に飲むまでの時間が十分にあれば飲んでもかまわないので、説明書で飲む間隔を確認しましょう。間隔が十分にないと、飲んだ薬の効き目が切れる前に次の薬を飲むことになり、血中濃度（くわしくは40〜41ページ）が上がって危険です。

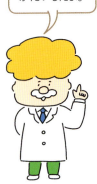

飲み忘れてもあせらないことがだいじだよ。

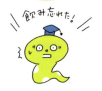

食後の薬、飲み忘れた!!

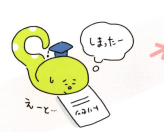

次に飲むのは夜ごはんのあとだから19時半ごろとすると……

1日3回飲む薬だから、飲める！

次までの時間の目安

1日3回飲む薬は……
4時間以上空ける

1日2回飲む薬は……
5時間以上空ける

2 内用剤、どう使ったらいい?

2回分まとめて飲むのはNG!

2回分以上飲むと、薬が効きすぎてとても危険。どんなときも、1回に飲むのは1回分。

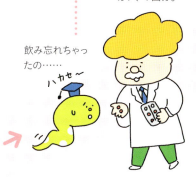

タイミングの指定がある薬

「食後」の薬は……
胃をあらさないように、軽く何かを食べてから飲む。

「食間」の薬は……
飲み忘れたら、「食前」に飲んでも問題ない。

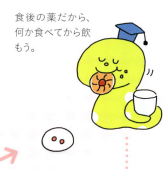

忘れないようにするにはどうすればいい?

ただ薬箱に入れていると、どうしても飲むのを忘れがち。忘れずに飲めるよう、自分なりの工夫をしてみましょう。

薬カレンダー
飲んだら○をつける。

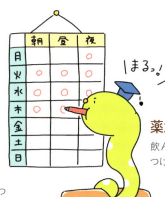

薬入れ
おかしの空き箱などでつくった箱に、朝・昼・夜の分をあらかじめ分けて入れておく。

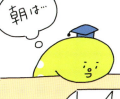
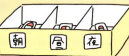

2 内用剤、どう使ったらいい？

具合がよくなったら飲むのをやめてもいい？

具合がよくなったら、薬は飲まなくてもよいような気がしますが、じつは薬によって、やめてよいものとよくないものがあります。

風邪薬は○、抗菌薬は×

風邪薬は、対症療法（くわしくは1巻18～19ページ）の薬なので、症状が和らいだら飲むのをやめて、しっかり栄養と休養をとり、自然治癒力で治すようにします。一方で、病原体を直接やっつける抗菌薬は、症状がおさまっても、決められた量を飲みきらなければなりません。なぜなら、症状がおさまっても菌が残っている可能性があり、薬を飲むのをやめてしまうと、菌が増えて症状がぶり返すかもしれないからです。

その他の薬は、医師や薬剤師のアドバイスに従って飲みましょう。

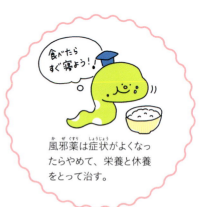

風邪薬は症状がよくなったらやめて、栄養と休養をとって治す。

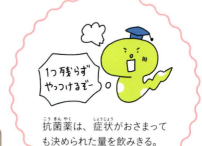

抗菌薬は、症状がおさまっても決められた量を飲みきる。

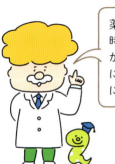

薬によってやめる時期はいろいろだから、薬を買うときに医師や薬剤師に確認しよう。

薬はどうやって保管する？

余ったOTC医薬品をとっておくときは、いくつか気をつけることがあります。

2 内用剤、どう使ったらいい？

薬箱に入れて保管

余った薬は、薬箱に入れて保管しましょう。薬には使用期限があるので、半年に1回は中身を確認して、期限切れのものは捨てるようにしましょう。

説明書のココを見よう！
保管や取り扱ううえでの注意事項が書いてあります。

保管及び取扱い上の注意

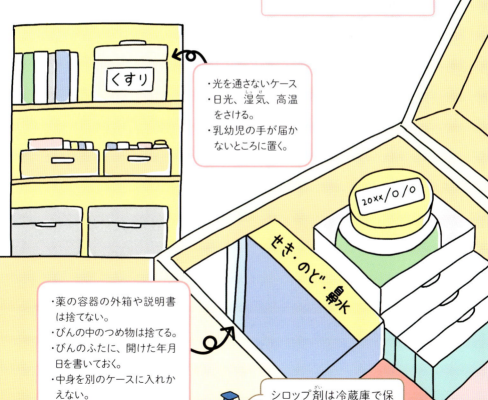

・光を通さないケース
・日光、湿気、高温をさける。
・乳幼児の手が届かないところに置く。

・薬の容器の外箱や説明書は捨てない。
・びんの中のつめ物は捨てる。
・びんのふたに、開けた年月日を書いておく。
・中身を別のケースに入れかえない。
・薬以外のものといっしょにしまわない。

シロップ剤は冷蔵庫で保管したほうがいいこともあるから、説明書をチェック！

2 内用剤、どう使ったらいい？

薬はどうやって捨てる？
～内用剤～

期限の切れたOTC医薬品は、まちがって飲まないように、見つけたらすぐに捨てましょう。

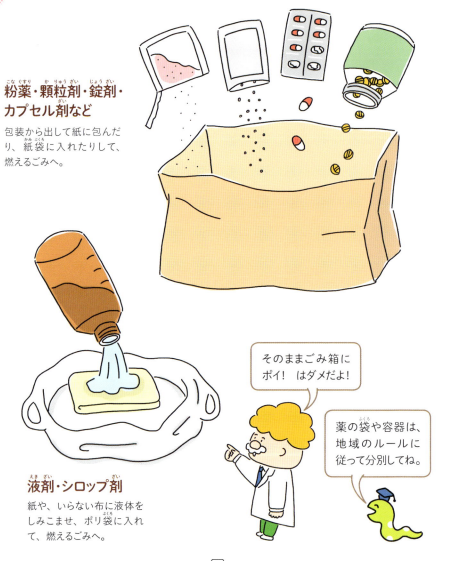

粉薬・顆粒剤・錠剤・カプセル剤など
包装から出して紙に包んだり、紙袋に入れたりして、燃えるごみへ。

液剤・シロップ剤
紙や、いらない布に液体をしみこませ、ポリ袋に入れて、燃えるごみへ。

そのままごみ箱にポイ！ はダメだよ！

薬の袋や容器は、地域のルールに従って分別してね。

お薬手帳って何?

薬局で無料でもらえるお薬手帳。最近は電子アプリなどもつくられています。自分の使いやすいものを活用しましょう。

使った薬を記録する手帳

使った薬の名前やその量、経験した副作用などを書いておくのがお薬手帳。診療を受けるときや薬を買うときに医師や薬剤師に見せ、薬の飲み合わせやアレルギーなどをチェックしてもらうことで、自分にとって安全で適切な薬を出してもらったり、選んだりすることができます。

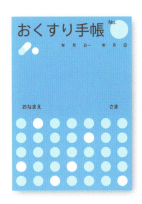

2 内用剤、どう使ったらいい?

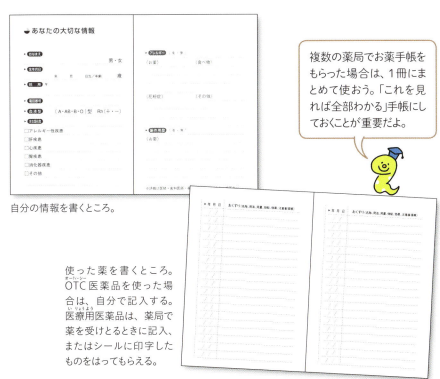

自分の情報を書くところ。

複数の薬局でお薬手帳をもらった場合は、1冊にまとめて使おう。「これを見れば全部わかる」手帳にしておくことが重要だよ。

使った薬を書くところ。OTC医薬品を使った場合は、自分で記入する。医療用医薬品は、薬局で薬を受けとるときに記入、またはシールに印字したものをはってもらえる。

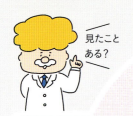
見たことある?

見たことない気がする!

COLUMN
医療用医薬品の説明書ってある?

どのOTC医薬品にもついている説明書ですが、医療用医薬品にも説明書はあるのでしょうか。

薬の紙袋が説明書がわり

医療用医薬品には、OTC医薬品と同じような一般向けの説明書はありません。そのかわり、薬の入った袋に、最低限の気をつけなければならないことが書いてあります。袋にはおもに、用法・用量や薬を飲むにあたっての基本的な注意事項が書かれています。また、袋の中に、薬の効き方や副作用などについてわかりやすく書かれた説明書が入っている場合もあります。

「服薬指導」でフォロー

薬剤師は、薬を調剤し患者さんに薬を渡すとき、その薬と正しい使い方に関する情報を説明する「服薬指導」を行います。このときに、用法・用量や保管方法、注意が必要な副作用や飲み合わせなどを確認し、疑問があれば質問して解消できます。薬剤師が患者さんから聞いた声は、医師に伝えられ、今後よりよい治療・アドバイスができるように、情報として蓄積されていきます。

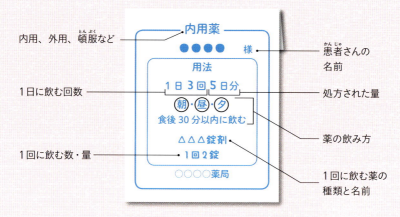

薬の袋の表側(例)

- 内用、外用、頓服など — 内用薬
- 患者さんの名前 — 様
- 1日に飲む回数 — 用法 1日3回5日分
- 処方された量
- 薬の飲み方 — 朝・昼・夕 食後30分以内に飲む
- 1回に飲む数・量 — △△△錠剤 1回2錠
- 1回に飲む薬の種類と名前
- ○○○○薬局

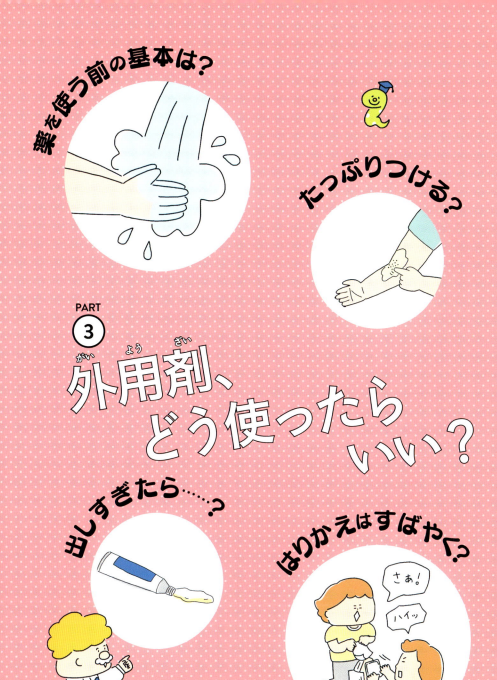

OTC（オーティーシー）医薬品の
外用剤（がいようざい）は

薬の
“トリセツ”

説明書を

外用剤（がいようざい）も、内用剤（ないようざい）と同じく、説明書に従って使いましょう。
説明書には量や使うタイミング、使うときの注意など、
基本的なことが書かれています。

ぬり薬

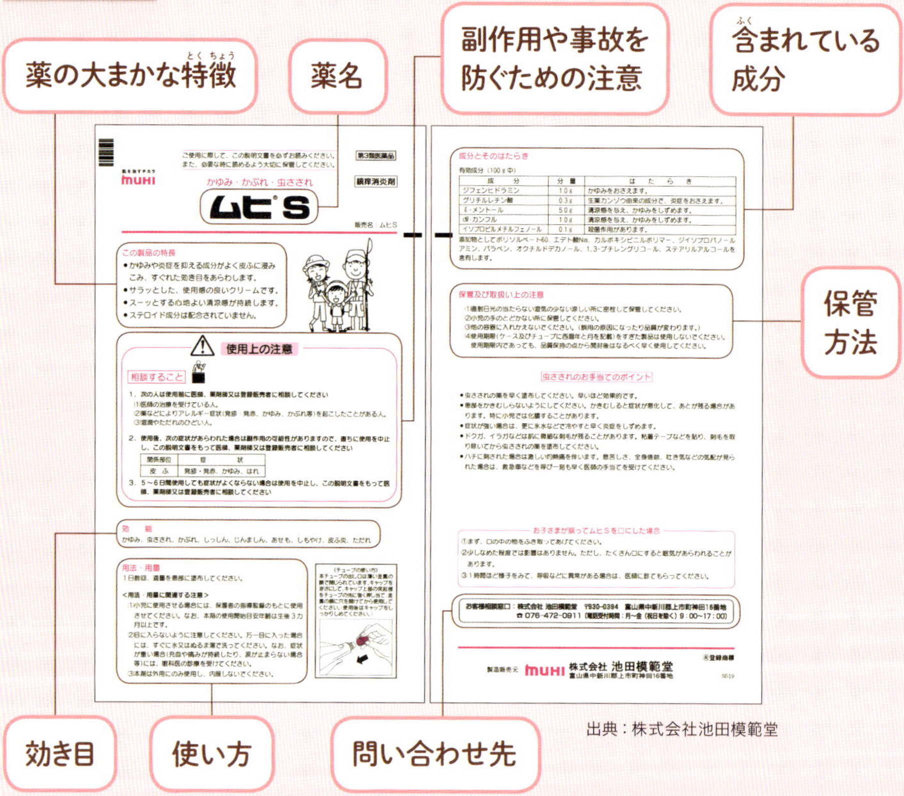

薬の大まかな特徴（とくちょう）
薬名
副作用や事故を防ぐための注意
含（ふく）まれている成分
保管方法
効き目
使い方
問い合わせ先

ご使用に際して、この説明文書を必ずお読みください。
また、必要な時に読めるよう大切に保管してください。

第3類医薬品

鎮痒消炎剤

muhi

かゆみ・かぶれ・虫さされ

ムヒS

販売名：ムヒS

この製品の特長
- かゆみや炎症を抑える成分がよく皮ふに浸みこみ、すぐれた効き目をあらわします。
- サラッとした、使用感の良いクリームです。
- スーッとする心地よい清涼感が持続します。
- ステロイド成分は配合されていません。

使用上の注意

相談すること

1．次の人は使用前に医師、薬剤師又は登録販売者に相談してください
(1)医師の治療を受けている人。
(2)薬などによりアレルギー症状（発疹・発赤、かゆみ、かぶれ等）を起こしたことがある人。
(3)湿潤やただれのひどい人。

2．使用後、次の症状があらわれた場合は副作用の可能性がありますので、直ちに使用を中止し、この説明文書をもって医師、薬剤師又は登録販売者に相談してください

関係部位	症状
皮ふ	発疹・発赤、かゆみ、はれ

3．5～6日間使用しても症状がよくならない場合は使用を中止し、この説明文書をもって医師、薬剤師又は登録販売者に相談してください

効能
かゆみ、虫さされ、かぶれ、しっしん、じんましん、あせも、しもやけ、皮ふ炎、ただれ

用法・用量
1日数回、適量を患部に塗布してください。

<用法・用量に関連する注意>
(1)小児に使用させる場合には、保護者の指導監督のもとに使用させてください。なお、本剤の使用開始目安年齢は生後3カ月以上です。
(2)目に入らないように注意してください。万一目に入った場合には、すぐに水又はぬるま湯で洗ってください。なお、症状が重い場合（充血や痛みが持続したり、涙が止まらない場合等）には、眼科医の診療を受けてください。
(3)本剤は外用にのみ使用し、内服しないでください。

（チューブの使い方）
本チューブの出し口は薄い金属の膜で閉じられています。キャップを逆さにして、キャップ上部の突起部をチューブの先に強く押し当て、金属の膜に穴を開けてから使用してください。（使用後はキャップをしっかりしめてください。）

成分とそのはたらき

有効成分（100g中）

成分	分量	はたらき
ジフェンヒドラミン	1.0g	かゆみをおさえます。
グリチルレチン酸	0.3g	生薬カンゾウ由来の成分で、炎症をおさえます。
ℓ-メントール	5.0g	清涼感を与え、かゆみをしずめます。
dℓ-カンフル	1.0g	清涼感を与え、かゆみをしずめます。
イソプロピルメチルフェノール	0.1g	殺菌作用があります。

添加物としてポリソルベート60、エデト酸Na、カルボキシビニルポリマー、ジイソプロパノールアミン、パラベン、オクチルドデカノール、1,3-ブチレングリコール、ステアリルアルコールを含有します。

保管及び取扱い上の注意
(1)直射日光の当たらない湿気の少ない涼しい所に密栓して保管してください。
(2)小児の手のとどかない所に保管してください。
(3)他の容器に入れかえないでください。（誤用の原因になったり品質が変わります。）
(4)使用期限（ケース及びチューブに西暦年と月を記載）をすぎた製品は使用しないでください。使用期限内であっても、品質保持の点から開封後はなるべく早く使用してください。

虫さされのお手当てのポイント
- 虫さされの薬を早く塗布してください。早いほど効果的です。
- 患部をかきむしらないようにしてください。かきむしると症状が悪化して、あとが残る場合があります。特に小児では化膿することがあります。
- 症状が強い場合は、更に氷水などで冷やすと早く炎症をしずめます。
- ドクガ、イラガなどは肌に微細な刺毛が残ることがあります。粘着テープなどを貼り、刺毛を取り除いてから虫さされの薬を塗布してください。
- ハチに刺された場合は激しい灼熱痛を伴います。息苦しさ、全身倦怠、吐き気などの気配が見られた場合は、救急車などを呼び一刻も早く医師の手当てを受けてください。

お子さまが誤ってムヒSを口にした場合
①まず、口の中の物をふき取ってあげてください。
②少しなめた程度では影響はありません。ただし、たくさん口にすると眠気があらわれることがあります。
③1時間ほど様子をみて、呼吸などに異常がある場合は、医師に診てもらってください。

お客様相談窓口：株式会社 池田模範堂　〒930-0394　富山県中新川郡上市町神田16番地
☎076-472-0911（電話受付時間：月～金（祝日を除く）9：00～17：00）

®登録商標

製造販売元 muhi 株式会社 池田模範堂
富山県中新川郡上市町神田16番地

SS19

出典：株式会社池田模範堂

確認しましょう

はり薬

- 薬の大まかな特徴
- 薬名
- 含まれている成分
- 保管方法
- 効き目
- 使い方
- 副作用や事故を防ぐための注意
- 問い合わせ先

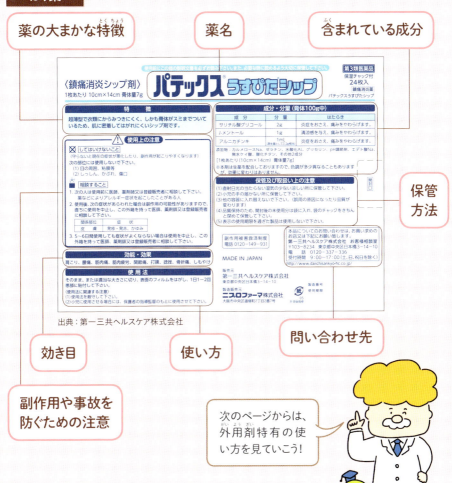

出典：第一三共ヘルスケア株式会社

次のページからは、外用剤特有の使い方を見ていこう！

③ 外用剤、どう使ったらいい？

どう使う？ ぬり薬

ぬり薬は、肌のかゆみやかぶれ、湿しんなどに使われる薬です。よく使われる形としては、軟膏、クリーム、ローションがあります。

3つのタイプを使い分ける

軟膏、クリーム、ローションの特徴を知り、そのときの症状と自分の好みに応じて、使い分けましょう。

軟膏は、肌への刺激が少なく、傷や水ぶくれ、ただれなど、ほとんどの皮膚の症状に使えます。ベトベトしているため、肌が空気にふれないようにでき、保湿効果や、肌を保護する効果があります。

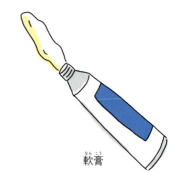
軟膏

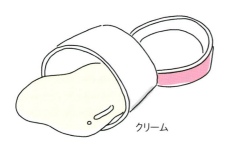
クリーム

クリームは、肌への刺激があるため、ジュクジュクした部分にはつけられません。しかし、よくのび、ベトベトしないため、使い心地は快適です。また、肌によく吸収されるため効き目が速く出ますが、汗などで流れやすいという難点もあります。

クリームと同様、ローションも肌への刺激があるため、ジュクジュクした部分にはつけられません。しかし液状のため頭皮などにもつけやすく、ベトベトしないため、使い心地は快適です。肌に吸収されるのが速くすぐに効きますが、効き目が切れるのも速いのが特徴です。

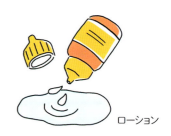
ローション

③ 外用剤、どう使ったらいい？

- **ぬる前に手や患部を洗う**
  薬をぬる手や患部のよごれなどを落とし、清潔な状態にしておきます。

- **多く出しすぎたら捨てる**
  ぬりすぎはよくないので、たくさん出してしまったら、余ったものは捨てましょう。もう一度容器にもどすのは厳禁です。

薬はこすらずに、うすくのばす
ぬりすぎると、薬の刺激で肌がかぶれてしまいます。ただ、保湿が目的の薬は、たっぷりとぬって、空気が肌にふれないようにしましょう。

チューブなどから直接ぬらない
必ず薬のチューブなどから指に出して、ぬりましょう。

別の容器に移して使うのは、不衛生だからダメだよ！

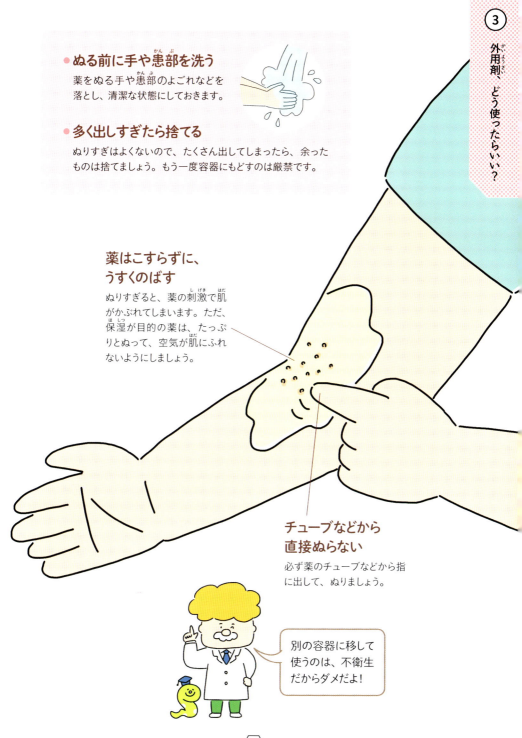

③ 外用剤、どう使ったらいい？

どう使う？ はり薬

よく使う、身近なはり薬といえば湿布。湿布には、冷たいものと温かいものがあり、症状によって使い分けます。

ケガの痛みには冷湿布、ふだんの痛みには温湿布

打撲やねんざなどのケガの痛みには、患部を冷やして血管を縮め、痛みやはれをおさえる冷湿布。肩こりや腰痛などのふだんからの痛みには、患部を温めて血行をよくし、痛みやこりを和らげる温湿布を使います。

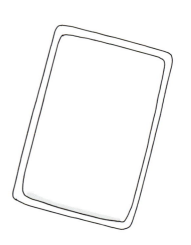

湿布をはがれないようにはるコツ

湿布はパップ剤と呼ばれ、はり薬の中でも分厚く、はがれやすいのが特徴です。せっかくはった湿布がむだにならないように、はがれない工夫をしてはりましょう。

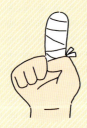

包帯やテープで留める。

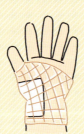

ネットをつける。

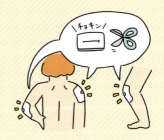

関節部分にはるときは、切りこみを入れてフィットさせる。

③ 外用剤、どう使ったらいい？

傷のあるところにはらない
傷がうみをもったり、痛みが悪化したりする可能性があります。

はったところは日光に当てない
はったときからはがしたあと1週間程度は、日光に当てないようにしましょう。光線過敏症という、かぶれが出る可能性があります。

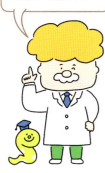

はり薬は通常、1日に1～2回はりかえるよ。説明書を確認して使おう。

- **はる前によごれや汗をふきとっておく**
  湿布がはりつきやすくするために、はる場所をきれいにします。

- **はがれたらはり直す**
  はがれてしまったら、まだ効き目が持続している時間であれば、はり直してかまいません。

- **お風呂に入る前にはがす**
  ずっとはったままでは、衛生上よくありません。

- **はりかえは時間をおく**
  肌がかぶれるのを防ぐため、はりかえるときは1時間くらい空けて、すぐにはらないようにします。

65

③ 外用剤、どう使ったらいい？

どう使う？ トローチ剤

トローチ剤は、口の中に入れますが、胃や小腸まで行かずに、のどで体内に吸収される薬です。のどが痛むときによく使われます。

量、回数を守って使う

あめのようになめて使いますが、トローチ剤はあくまでも薬です。のどあめとはちがうので、必ず量や回数を守って使うようにしましょう。使いすぎると、もともと口の中にいるよい細菌をやっつけてしまい、病気の原因となることがあります。

かまない、飲みこまない
トローチは口でとけて、口の中やのどで直接効くので、かんだり飲みこんだりして胃まで行ってしまうと、十分な効果が出ません。

●使ったあとは すぐに食べない
トローチをなめたあとの30分くらいは、薬の成分がきちんと口の中やのどで効くように、食べ物や飲み物はとらないようにしましょう。

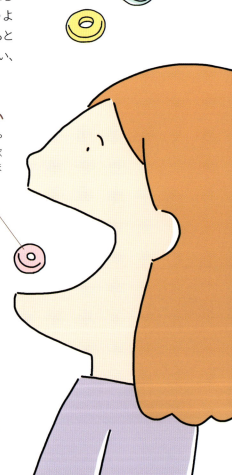

トローチ剤の穴は、なめているうちにまちがって飲みこんでしまっても、息がつまらないようにするために開いているんだよ。

どう使う？ 外用液剤

外用液剤で親しみのあるものといえば、傷の消毒液。ただ、最近では、消毒液を使わない治療が主流になっています。

軽い傷は洗うだけでOK

すり傷や軽い切り傷であれば、流水で傷口の砂やどろなどを落とし、きれいにすれば十分です。そして止血後、ラップなどで傷口を覆います（くわしくは3巻67ページ）。よごれがひどい場合のみ、傷口を洗って止血をしたあと、消毒液を使いましょう。

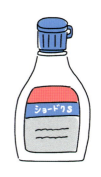

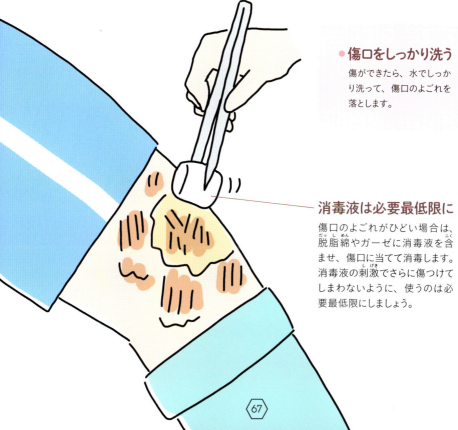

- **傷口をしっかり洗う**
  傷ができたら、水でしっかり洗って、傷口のよごれを落とします。

消毒液は必要最低限に
傷口のよごれがひどい場合は、脱脂綿やガーゼに消毒液を含ませ、傷口に当てて消毒します。消毒液の刺激でさらに傷つけてしまわないように、使うのは必要最低限にしましょう。

③ 外用剤、どう使ったらいい？

③ 外用剤、どう使ったらいい？

どう使う？ 目薬

目薬は目の粘膜から直接体内に入るため、菌がまったくいない状態につくられています。目の病気や疲れ、かゆみなどに使われます。

コンタクトレンズを使っている人は選ぶときに注意

目薬には、コンタクトレンズをつけたままではさせないものや、ソフトコンタクトレンズをつけているとさせないものなどがあります。コンタクトレンズを使っている人は、選ぶときにパッケージなどをよく確認しましょう。

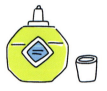

容器が目にふれないように
容器の先端がまつげやまぶたにふれないように気をつけましょう。ふれると、そこから菌が発生してしまいます。

●さしたら目を閉じる
さしたら1分くらい目を閉じ、薬がしみこみやすくします。軽く目頭を押さえ、薬が鼻に回らないようにします。

●あふれたらふく
目からあふれた薬は、きれいなガーゼやティッシュペーパーでふきとりましょう。

手は清潔に
目薬を使う前に、よく手を洗いましょう。

目はデリケートな部分だから、目薬を人と共有するのはやめよう！

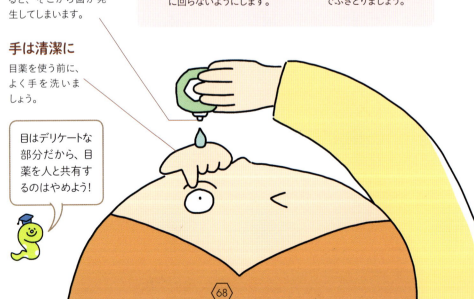

どう使う？ 点鼻剤

鼻づまりに使われる点鼻剤は、薬を霧のように噴出させて鼻に入れるのが一般的。鼻がスーッと通り、効果を実感しやすい薬です。

使いすぎると逆に鼻がつまる

点鼻剤をひんぱんに使っているとだんだん効かなくなり、使う回数や量をどんどん増やした結果、最終的に鼻づまりが悪化してしまうことがあります。必ず量や回数を守って使い、もし1〜2週間使って治らなければ、医師に相談しましょう。

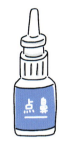
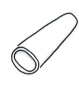

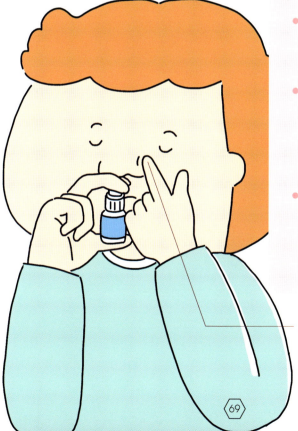

●使う前にはなをかむ
薬を使う前に、やさしくはなをかんでおきます。

●薬を入れたら上を向いて鼻で呼吸
薬を入れたら、薬が鼻の奥まで行き渡るように上を向き、数秒間鼻で呼吸をしましょう。

●使ったあとは、容器の汚れをとる
薬を使ったあとは、容器の鼻に入れた部分をティッシュペーパーなどできれいにふきます。

●片方の鼻の穴をふさぐ
指で鼻の片側を押さえ、もう片方の鼻の穴に容器の先を入れ、息を軽く吸いながら薬を噴出させます。

③ 外用剤、どう使ったらいい？

どう使う？ 点耳剤

点耳剤は、耳に入れる薬です。耳の痛みをおさえたり殺菌したり、耳あかをやわらかくしたりするときに使われます。

体温くらいに温めてから使う

使う前に、薬の容器を2〜3分にぎって、体温と同じくらいに薬を温めましょう。冷たいまま使うと、めまいを起こしてしまうことがあります。

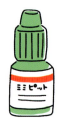

●耳掃除をしておく
薬を入れる前に綿棒などで耳掃除をし、薬が奥のほうまで通りやすいようにしておきます。

●流れ出る薬に注意
起き上がるときは、耳にガーゼやティッシュペーパーなどを当て、流れ出た薬をふきとります。

容器が耳にふれないように
容器の先が耳にふれないように気をつけて、薬を入れます。

横向きに寝る
薬をさすほうの耳を上にして寝ます。薬をさしたあとも、2〜3分はそのままの姿勢でいましょう。
※薬によっては、10分ほどそのままにしておくほうがいいものもあります。

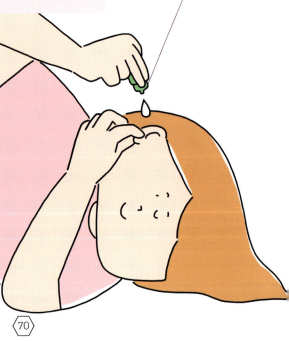

どう使う？ うがい薬

うがい薬は、病気の予防や消毒に使います。決められた濃さの薬と時間でうがいをすることにより、効果が得られます。

ふだんのうがいは水でOK

毎日の、外から帰ってきたときにするうがいは、水で十分です。風邪を予防したいときや、のどが痛いときには、うがい薬を使いましょう。

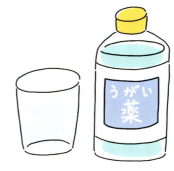

●薬はうすめて使う

説明書の指示に従って、水道水でうすめます。アルカリイオン水は薬の効果を減らしてしまうので、使わないようにしましょう。

まずはブクブク、次はガラガラ

まずはブクブクとゆすいで、口の中の食べかすなどをとります。次に、上を向いてのどの奥のほうまで薬が届くように、ガラガラとうがいをします。

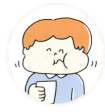

ブクブクとゆすぐ。

ガラガラとうがいをする。

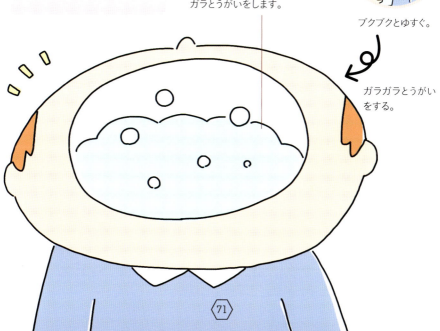

③ 外用剤、どう使ったらいい?

どう使う？ 吸入剤

ぜんそくの発作やインフルエンザの治療などに使われる吸入剤。薬を口で吸いこみ、気管支や肺で効かせます。

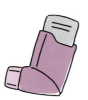
エアゾールタイプ

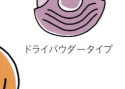
ドライパウダータイプ

霧のように噴出させるものと容器から直接吸うものがある

おもな吸入剤には、薬を霧のように噴出させて吸いこむエアゾールタイプと、容器から直接吸うドライパウダータイプがあります。エアゾールタイプは、薬を噴出させるタイミングで息をゆっくり吸いこまなければならず、慣れが必要です。ドライパウダータイプは、吸いこむタイミングを自分で決められますが、吸う力が弱っていると、うまく吸いこめないことがあります。

● 薬を吸いこんだら息を止める
薬が肺にしっかり入るように、吸いこんだら10秒ほど息を止めます。

● 1回で2吸入するときは、1分くらい空ける
間を空けないと、十分な量を吸いこめない場合があります。

● 終わったらうがいをする
口に薬が残って、口の粘膜から薬が吸収されて副作用が起きるのを防ぐため、うがいをします。

薬はどうやって捨てる？
～外用剤～

残ったまま使用期限の切れたOTC医薬品は、内用剤と同様、そのまま捨ててはいけません。

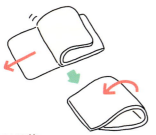

はり薬
フィルムをはがし、ペタペタしたほうを内側にしてたたんで、燃えるごみへ。

ぬり薬
余った薬を紙に出し、たたんで、燃えるごみへ。

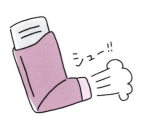

吸入剤
中がガスタイプのものは、なくなるまで噴出させる。中身がなくなっているか不安であれば、買った薬局などに返却してもよい。

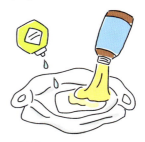

外用液剤、目薬など
液状の薬は、紙やいらない布に液体をしみこませ、ポリ袋に入れて、燃えるごみへ。

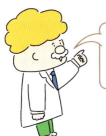

容器は、地域のルールに従って分別しよう。

それも内用剤の捨て方といっしょだね！

> 3 外用剤、どう使ったらいい？

キミもしているかも！？
鎮痛剤による「薬物乱用」

「薬物乱用」と聞くと、覚醒剤や大麻などの法律で禁止された薬物を思い浮かべる人も多いかもしれません。しかし、もっと身近にも、その危険はひそんでいます。

もともとの使い方や量を守らないのは「薬物乱用」！

「薬物乱用」という言葉は、法律で禁止されている薬物を使うことの他に、医薬品のもともとの使い方や量を守らずに使うことも意味します。例えば、頭痛や生理痛のとき、痛みを止めるために使う鎮痛剤を、「飲む間隔を短くする」「効き目が出ないから量を増やす」「痛くなりそうだから予防として飲む」というのは、薬物乱用なのです。

法律で禁止されている薬物の乱用は、脳にダメージを与え、手足がしびれたり、幻覚が起こったりするよ。鎮痛剤の乱用ではどんなことが起こるんだろう？

さっき飲んだけど治らないから、もう1回飲もう。

この前あんまり効かなかったから、多めに飲もう。

生理痛になったらいやだし、今のうちに飲んでおこう。

今、生理痛がきたら困る！たくさん飲んで予防しよう。

これも薬物乱用！

鎮痛剤の乱用によって頭痛が起こる!?

鎮痛剤を乱用していると、そのうち、強い頭痛がひんぱんに起こるようになります。これを「薬物乱用頭痛」といいます。薬物乱用頭痛は、頭痛や生理痛などの不安から鎮痛剤を使う回数や量が増え、痛みを感じやすくなって起こると考えられています。薬物乱用頭痛になると、その痛みを予防したりおさえたりするために、さらに鎮痛剤を使ってしまい、薬に依存する悪循環におちいってしまいます。

薬に依存するようになるのも、覚醒剤や大麻などといっしょだね!

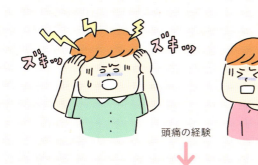

薬物乱用頭痛の悪循環

頭痛の経験 → 頭痛への不安 → 薬を飲む回数や量が増える → 痛みを感じやすくなり、頭痛の回数が増える → 頭痛が強くなり、薬が効かなくなってくる

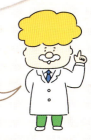

こんなふうに、決められたとおりに使えば効く薬も、やめられなくなって悪影響をおよぼすことがあるんだ。薬は用法・用量、注意事項を守って使うことがとってもだいじなんだよ。

索引

あ
- アセトアミノフェン ……… 33
- 安静 ……… 27
- アンブロキソール塩酸塩 ……… 33
- 医療用医薬品 ……… 16〜20、25、57〜58
- うがい薬 ……… 71
- L-カルボシステイン ……… 33
- OTC医薬品 ……… 16〜21、30〜31、55〜57、73
- お薬手帳 ……… 51、57
- オブラート ……… 47
- 温湿布 ……… 64

か
- 外用液剤 ……… 67、73
- 外用剤 ……… 60〜73
- かかりつけ薬局 ……… 28
- 風邪薬 ……… 32〜33、54
- カプセル ……… 47
- カプセル剤 ……… 46、56
- 顆粒剤 ……… 56
- 効き目 ……… 31〜33
- 吸入剤 ……… 72〜73
- 薬入れ ……… 53
- 薬カレンダー ……… 53
- クリーム ……… 62
- クロルフェニラミンマレイン酸塩 ……… 33
- 血中濃度 ……… 40〜41、44、52
- 抗菌薬 ……… 54
- 口腔内崩壊錠 ……… 47

76

光線過敏症 65

効能 32

粉薬 .... 47、56

さ 自然治癒力 27

湿布 64

指定第2類医薬品（第②類医薬品） 21

ジヒドロコデインリン酸塩 33

主作用 34

使用期限 .... 24、55

錠剤 56

使用上の注意 .... 34～35、38～39、51

消毒液 67

食後 .... 42～43、53

食前 .... 42～43

食間 .... 42～43、53

処方せん .... 15～19

シロップ剤 .... 55～56

診療所 .... 14、17、26

頭痛 .... 74～75

成分 .... 31～33

生理痛 .... 74～75

説明書 .... 30～32、35、38～40、
43～44、46、51～52、
55、58、60～61

セルフケア .... 6～7

セルフメディケーション .... 7～9

総合感冒薬 32

た
- 第1類医薬品 ………………………… 20〜21
- 第3類医薬品 ………………………… 21
- 対象年齢 ……………………………… 25
- 対症療法 ……………………………… 54
- 第2類医薬品 ………………………… 21
- 第②類医薬品（指定第2類医薬品） … 21
- チュアブル錠 ………………………… 47
- 調剤 …………………………………… 18
- 鎮痛剤 ………………………………… 74〜75
- 添加物 ………………………………… 32
- 点耳剤 ………………………………… 70
- 点鼻剤 ………………………………… 69
- 登録販売者 …………………………… 19、21
- ドラッグストア ……………………… 17
- トローチ剤 …………………………… 66
- 頓服薬 ………………………………… 43

な
- 内用液剤 ……………………………… 56
- 内用剤 ………………………………… 30〜57
- 軟膏 …………………………………… 62
- ぬり薬 ………………………………… 60、62〜63、73
- 飲み合わせ …………………………… 28、50〜51
- 飲み忘れ ……………………………… 52〜53
- 飲む間隔 ……………………………… 52

は
- パップ剤 ……………………………… 64
- はり薬 ………………………………… 61、64〜65、73
- 病院 …………………………………… 14〜15、17、26、28

副作用 ……………………………… 18〜21、30、34〜39、
60〜61

服薬指導 …………………………… 58

服薬ゼリー ………………………… 47

保管 ………………………………… 31、55

ま 目薬 ………………………………… 68、73

や 薬剤師 ……………………………… 18〜23、26、28、51

薬物乱用 …………………………… 74〜75

薬物乱用頭痛 ……………………… 75

薬局 ………………………………… 15〜17、19、20、28

有効成分 …………………………… 32

要指導医薬品 ……………………… 20〜21

用法 ………………………………… 40、43、46

用量 ………………………………… 44

ら リボフラビン ……………………… 33

冷湿布 ……………………………… 64

ローション ………………………… 62

監修／一般社団法人 日本くすり教育研究所　加藤 哲太

1947年、岐阜県生まれ。岐阜薬科大学卒、薬学博士。元東京薬科大学薬学部教授。一般社団法人 日本くすり教育研究所 代表理事。小・中・高等学校において、薬の正しい使い方やたばこの害、薬物乱用防止、アンチドーピングに関する講義や体験実習などを行い、青少年の薬教育の拡大を目指している。おもな著書・監修書に『今日からモノ知りシリーズ トコトンやさしい薬の本』（日刊工業新聞社）、『徹底図解でわかりやすい！　本当に効く薬の飲み方・使い方』（実業之日本社）などがある。
一般社団法人 日本くすり教育研究所　http://jide.jp/

編著／WILL こども知育研究所

幼児・児童向けの知育教材・書籍の企画・開発・編集を行う。2002年よりアフガニスタン難民の教育支援活動に参加、2011年3月11日の東日本大震災後は、被災保育所の支援活動を継続的に行っている。主な編著に『医療・福祉の仕事 見る知るシリーズ』（保育社）、『ビジュアル食べもの大図鑑』、『やさしく わかる びょうきの えほん』全5巻（金の星社）など。

？（ギモン）を！（かいけつ）くすりの教室②
くすりはどう使う？

2018年1月5日発行　第1版第1刷©

監　修	加藤 哲太
編　著	WILL こども知育研究所
発行者	長谷川 素美
発行所	株式会社保育社
	〒532-0003
	大阪市淀川区宮原3－4－30
	ニッセイ新大阪ビル16F
	TEL 06-6398-5151
	FAX 06-6398-5157
	http://www.hoikusha.co.jp/
企画制作	株式会社メディカ出版
	TEL 06-6398-5048（編集）
	http://www.medica.co.jp/
編集担当	中島亜衣／粟本安津子
編集協力	株式会社ウィル
	（中越咲子／清水理絵／姉川直保子）
装　幀	梅井靖子（フレーズ）
イラスト	高村あゆみ／やまおかゆか
印刷・製本	株式会社シナノ パブリッシング プレス

本書の内容を無断で複製・複写・放送・データ配信などをすることは、著作権法上の例外をのぞき、著作権侵害になります。

ISBN978-4-586-08589-7　　Printed and bound in Japan
乱丁・落丁がありましたら、お取り替えいたします。